AF586900

3.

LES THÉORIES MÉDICALES MODERNES,

Comparées entr'elles et rapprochées de la médecine d'observation.

Mémoire lu à la séance publique du 22 frimaire an VII, de la Société de Médecine de Paris, suivi du Plan d'un cours de Médecine Pratique sur les maladies les plus fréquentes des gens de guerre classées par famille, etc.

Par N. P. Gilbert, médecin en chef d'Armée, et de l'Hôpital militaire d'Instruction de Paris, Membre de la Société de Médecine, et de celle des Sciences, Lettres et Arts de Paris.

Prix broché, 1 franc.

A PARIS,

Chez Croullebois, Libraire de la Société de Médecine, rue des Mathurins, division des Termes, n°. 398, au coin de celle des Maçons.

An VII de la République Française.

LES THÉORIES MÉDICALES MODERNES,

Comparées entr'elles et rapprochées de la médecine d'observation.

S'il est vrai que la santé soit le premier des biens, le premier des arts utiles est sans doute celui qui la conserve, ou la rétablit, lorsqu'elle est altérée. Je pourrois le définir, la science de l'observation et de l'occasion; de l'observation qu'il faut savoir consulter, de l'occasion qu'il faut savoir saisir. Lorsque cet art secourable marche précédé de ce double flambeau, lorsque les lumières des siècles passés ne sont point perdues pour la race présente, ses lois sont claires, les préceptes qui en émanent, faciles à saisir, leurs applications le plus souvent heureuses. Consultez les annales de son enfance, vous reconnoissez que le premier médecin du monde fut l'instinct, que les premiers élémens de la médecine furent les leçons de la nature, fortifiées bientôt par celles de l'expérience. Vous ne pourriez sans attendrissement arrêter votre pensée sur l'histoire de la médecine, naissant avec les premières maladies. On exposoit les malades ou dans les lieux publics ou dans les temples; les citoyens commençoient le travail du jour par la visite hospitalière de ces asyles de la douleur. Avoit-on éprouvé des infirmités analogues à celles dont le spectacle fixoit l'attention, on faisoit part des moyens qui avoient été utiles ou défavorables. Ainsi les hommes profitoient de leur expérience mutuelle. Cette commisération publique si animée, ces communications fraternelles si touchantes, ce saint empressement à venir au secours de son semblable, avoient je ne sais quoi de respectable, de sacré, qui a dû faire plus d'une fois regretter ces antiques usages. Heureux tems de l'âge d'or, où la douce union de la frugalité de la vie physique à la pureté de la vie morale, prolongeoit une saine et tranquille carrière jusqu'à la durée assignée par la nature, et laissoit à cette mère prévoyante et sage toute l'énergie dont elle pouvoit avoir besoin pour combattre avec succès l'influence destructive des agens extérieurs! La civilisation accroissant chaque jour les besoins et les passions des hommes, ils se lassèrent bientôt d'une médecine expérimentale, réduite, à la vérité, à se traîner d'essais en essais, souvent infructueux; mais ils lui substituèrent une médecine hypothétique, qui ne tarda point à les égarer dans la route nouvelle qu'ils s'étoient tracée. Hippocrate naquit, et s'il ne fut pas le créateur de la science médicale, il en fut du moins le législateur et le père. Il arracha d'abord la médecine des mains des prêtres qui en avoient fait une espèce de sacerdoce, en la couvrant du voile épais de la superstition. Il réunit le plus grand nombre des découvertes qui lui avoient été transmises par tradition, enchaîna les faits par un raisonnement sévère, et fonda la science sur la ruine des systêmes qui l'avoient précédé. Pourquoi faut-il qu'un si bel exemple ait eu si peu d'imitateurs? Par quelle fatalité la médecine d'observation, rapidement élevée par le génie de ce législateur célèbre à un haut degré de perfection, a-t-elle été bientôt abandonnée, et seroit-elle tombée dans un honteux oubli, si d'âge en âge quelques bons esprits n'avoient pris soin de la conserver?

Ces déplorables erreurs ont été dans tous les tems l'ouvrage de quelques hommes ardens et ambitieux. Egarés par une imagination trop vive, fortement influencés par l'opinion philosophique dominante, ils mirent à la place des notions simples de l'observation, l'appareil et le luxe des sciences; ils créèrent des systêmes opposés, fondèrent des sectes ennemies, livrèrent la médecine à des théories dans lesquelles aucune vérité n'étoit généralement admise, et environnèrent l'expérience de nuages impénétrables.

Toutefois en établissant en principe, que tout systême a retardé les progrès de l'art de guérir, on n'en doit pas moins rendre justice aux intentions des médecins vraiment estimables qui se sont élancés dans cette arène dangereuse consacrée à la plus pénible comme à la plus dangereuse des professions; pouvoient-ils avoir d'autre objet que de perfectionner la science, d'en faciliter l'étude, d'en simplifier l'exercice?

On sera convaincu de cette vérité, si l'on observe que chaque systême est plutôt l'erreur du siècle dans lequel a vécu l'innovateur, que la sienne propre. C'est à ce mouvement rapide, général et irrésistible des esprits vers une opinion dominante, que l'on doit presque toutes les théories médicales.

On ne peut disconvenir encore qu'il n'y a peut-être pas eu un seul système en médecine, qui, dangereux dans son application indistincte et indéterminée, n'ait offert à la saine pratique des observations intéressantes, des faits précieux à recueillir, souvent même des lois médicales avantageuses.

Ce seroit donc un travail utile que de poser les bornes dans la circonscription desquelles toutes les théories médicales doivent être renfermées pour devenir véritablement favorables aux progrès de la médecine d'observation. Ce travail offriroit le plus grand intérêt en ce moment, sur-tout où un systême nouveau de médecine, après avoir joui de la plus haute réputation en Angleterre, en Allemagne, en Italie, cherche à s'acclimater sur le sol de cette immense république, en ce moment, où les brillantes découvertes de la chimie moderne tendent peut-être d'un autre côté, à faire dans l'enseignement de la médecine une révolution plus complette que celles qu'il a éprouvées jusqu'ici. L'art de guérir a-t-il à gagner ou à perdre dans l'établissement de ces théories médicales nouvelles? Comment doivent-elles être accueillies par les médecins jaloux du perfectionnement de l'art? Jusqu'à quel point doivent-elles être admises dans les méthodes actuelles d'enseignement? Quel parti prendre au milieu de leurs enthousiastes sectateurs et de leurs détracteurs acharnés? Telles sont les questions que se fait le médecin philosophe dans le silence du cabinet. La solution de ces problêmes appelle sans doute les méditations les plus profondes. Je sens combien ce travail est au-dessus de mes forces. Qu'il me soit seulement permis d'essayer d'en tracer l'esquisse, une main plus exercée achèvera le tableau.

La doctrine de *Stoll*, la théorie de *Brown*, l'application des principes de la chimie moderne à l'art de guérir ou la *pathologie chimique*, voilà les théories que je me propose d'analyser sommairement, je les comparerai entr'elles, je les rapprocherai de la médecine d'observation.

Les dogmes de la pathologie humorale, puisés dans l'observation, et consacrés par une pratique heureuse et sage, l'influence puissante des constitutions annuelles et du retour périodique des saisons sur la génération et la succession des maladies fébriles, voilà les fondemens de la doctrine de *Stoll*. Ce n'est point une théorie, un systême; les systêmes de médecine ont tous eu pour base une hypothèse ou une abstraction. La doctrine de *Stoll* repose sur des faits : consultez ses Annales cliniques. Quel homme mérita mieux de la science médicale, si vous lui faites grace de cette prolixité quelquefois rebutante qui signale la plupart des ouvrages scientifiques ou littéraires de la Germanie ? Qui donna jamais au jeune praticien des conseils plus sages sur la nécessité de se renfermer dans une méthode générale rationnelle, lorsque les indications ne se présentent pas clairement ? Qui défendit avec plus de sévérité de jamais sacrifier à l'hypothèse et à l'opinion ?

C'est *Stoll* qui a établi en principe, ou plutôt qui a renouvellé la doctrine d'Hippocrate, tendante à prouver que la saison de l'année détermine la production de la cause matérielle des fièvres, tandis que leur forme, leur siége se tirent du genre de vie et des causes prédisposantes; c'est ainsi que plusieurs maladies, qui paroissent très-éloignées entr'elles par leurs symptômes, se rapprochent, s'identifient par leurs causes, et cèdent au même traitement.

Jusqu'ici nous avons pu reconnoître dans la clinique de *Stoll* un médecin vraiment hippocratique, conduit par l'observation. Pourquoi n'a-t-il pas suivi la même méthode dans les préceptes qu'il a donnés? Après s'être déclaré l'ennemi des théories, pourquoi adopte-t-il dans ses aphorismes la théorie de Boërhaave? Elle y est, à la vérité, modifiée, réformée, rapprochée en beaucoup de points de l'état actuel de la science. Cependant les lois physiques et méchaniques y sont encore appliquées sans réserve à l'explication des phénomènes de la santé et des maladies, la pathologie humorale y prédomine par-tout; il n'y est jamais question de cette belle doctrine du principe vital et des mouvemens organiques, si bien développée dans les écrits de Bordeu. Les Aphorismes de *Stoll*, le seul livre médical élémentaire qui existe peut-être actuellement, ne doivent donc être lus qu'avec précaution; placés dans la main des jeunes médecins toujours avides de science et d'érudition, toujours jaloux d'expliquer les faits, ils peuvent les éloigner de la médecine d'observation, les livrer aux systêmes, et les conduire à des écarts funestes, si la prudence d'un sage interprète, si les talens d'un commentateur éclairé et philosophe ne séparent dans ce travail ce qui appartient au dogme médical, à la doctrine d'Hippocrate, de ce qui n'est que le résultat d'une théorie plus ou moins ingénieuse.

Avant d'entrer dans l'examen des systêmes plus modernes, il convient de jetter un coup-d'œil sur l'état où se trouvoit la médecine en Europe au milieu et vers la fin du 18e. siècle.

En Allemagne, Haën et Stoll partageoient l'opinion publique; tous deux s'occupoient sans relâche de la simplification dela matière médicale; tous deux ont contribué à la proscription de la polypharmacie si accréditée dans cette région; mais l'autorité de *Boërhaave* étoit encore la seule qu'on osât invoquer. On l'a dit, et c'est une vérité qui se confirme tous les jours, un des traits qui ont leplus caractérisé ce grand homme, c'est d'avoir inspiré à ceux qui ont embrassé sa doctrine, un vrai fanatisme pour ses opinions.

Dans la Grande-Bretagne, le génie de *Cullen* préparoit depuis long-tems une révolution médicale. A l'instant où ses ouvrages virent le jour, ils entraînèrent tous les esprits par l'éloquence, la méthode et la force des raisonnemens de l'auteur. A des définitions toujours imparfaites, il substitua des descriptions, des tableaux que n'auroit pas désavoués Hippocrate; une méthode nosologique, modèle de précision et de clarté, mérita d'être placée au-dessus de celle du célèbre *Sauvages*, dont elle n'est cependant que le perfectionnement; mais *Cullen*, ce praticien si recommandable, ce nosologiste si exact, ne put se garantir de la manie de prétendre expliquer les causes prochaines; dès ce moment il abandonna le sentier de l'observation, on le vit s'élancer à son tour dans le champ si vague des étiologies. Après avoir foudroyé les lois physiques et chimiques de *Boërhaave*, les lois psychologiques de *Sthal*, il se déclare pour *Hoffman*, représente sa théorie sous un nouvel aspect, ou plutôt introduit des innovations dans les idées, sans en introduire dans les choses. Cependant l'Angleterre ne suffisoit plus à sa gloire, ses ouvrages passent les mers, ils sont reçus avec enthousiasme dans les universités les plus célèbres de l'Europe.

En France, à cette époque, prédominoit un systême médical, le plus parfait de tous, sans doute, puisqu'il admet dans l'économie animale l'existence d'un principe conservateur et réparateur aux fonctions duquel paroissent attachés tous les mouvemens spontanés dans l'état de santé et de maladie. Cette sublime idée de la nature médicatrice, reconnue par *Hippocrate*, perdue de vue ou méprisée par les sectaires, représentée sous des formes bizarres par l'impétueux *Vanhelmont*, reproduite par *Sthal* sous l'idée du *principe intelligent*, et par *Cullen* sous l'idée de réaction du systême, réduite à son véritable état par les intéressans travaux des médecins français, devoit sa réputation et sa gloire à l'influence puissante de la philosophie et de l'analyse dans les sciences, les lettres et les arts. A la vérité, cette doctrine nécessitoit un travail assidu; en rappellant la médecine d'Hippocrate, elle imposoit la loi de ne jamais s'écarter des traces de ce grand homme; mais en même tems elle fatiguoit les esprits paresseux, dégoûtoit les esprits superficiels; ces difficultés conservèrent a la théorie boërhaavienne un grand nombre de prosélytes.

Tel étoit l'état de la médecine en France,

lorsque la révolution, ce mouvement immense des personnes et des choses, vint tout-à-coup occuper les esprits, électriser les ames, absorber les facultés physiques et morales. On n'eut plus le tems d'être malade, on n'eut plus le tems de songer à ses plaisirs, à ses peines, à ses occupations ordinaires, tous les sentimens, toutes les affections furent concentrées dans cette pensée sublime, *vivre libre ou mourir.*

Il y eut donc une époque, pendant la durée de laquelle, la médecine, ainsi que les autres sciences, les lettres et les arts, furent en France stationnaires, ou plutôt interrompues dans leur culture, et sur-tout leur enseignement : mais lorsque les armes victorieuses des défenseurs de la patrie eurent fait ployer sous le joug les puissances coalisées qui s'étoient flattées de l'asservir ; lorsque les talens militaires et politiques du héros de l'Italie eurent appellé à la liberté les habitans de ces belles contrées ; lorsque les correspondances littéraires, depuis trop longtems suspendues par la guerre, eurent été partout rétablies des mains de la victoire, on vit se reproduire à l'instant, entre la nation française et les nations voisines alliées, ces communications si avantageuses au progrès des sciences et des arts.

Ce fut alors que se fit connoître en France une théorie médicale nouvelle. Depuis sept à huit ans répandue en Angleterre, où la plus haute faveur l'avoit accueillie ; transférée en Allemagne, où l'attendoit aussi la réputation la plus brillante, et reçue ensuite en Italie avec un enthousiasme presque général. Je veux parler de la théorie de *Brown.* Il seroit difficile de dire sur quels fondemens elle a pu être présentée comme une doctrine neuve, car en établissant *l'excitabilité* comme faculté propre à l'exercice des fonctions de l'économie animale, *Brown* n'a fait que réunir dans son système *l'irritabilité* et la *sensibilité*, propriétés de l'être vivant si bien peintes par l'illustre *Haller*, et par l'estimable de *Ceze*. Ce qui a rendu cette doctrine intéressante, ce sont les avantages inappréciables qu'elle promet à l'homme souffrant, en écartant loin de lui toute méthode curative fatigante ou douloureuse, en ménageant toujours sa sensibilité, ses goûts et ses penchans. Cette doctrine est encore séduisante par la simplification extrême qu'elle se vante d'introduire dans l'exercice de l'art de guérir, puisque par elle toute la médecine se réduit à cette proposition simple. *L'excitabilité* est la propriété qui caractérise la vie. *L'excitement* ou l'action des forces qui entretiennent le vie, constitue la santé parfaite en consumant une certaine portion de *l'excitabilité*. Un *excitement* trop vif en usant trop promptement *l'excitabilité*, fait naître les maladies inflammatoires, et appelle une médecine *débilitante*. Un *excitement* trop foible en accumulant *l'excitabilité*, produit les maladies de la foiblesse et nécessite l'emploi d'une médecine *excitante*. Tout état pathologique est toujours un *excitement* trop fort ou trop foible. Il n'y a donc, il ne peut donc y avoir que deux genres de maladies, deux genres de traitement, deux genres de substances médicamenteuses. Tels sont en quatre mots les bases de la théorie de *Brown*. Mais peut-on admettre une doctrine qui considère la vie comme un état forcé, qui ne croit point à l'action automatique de la nature dans les maladies ? Peut-on admettre une doctrine qui repose toute entière sur une seule propriété de l'être vivant, qui fait découler tous les dogmes qu'elle professe de l'établissement hypothétique d'un seul principe. Il est trop vrai que la théorie de *Brown* ne peut soutenir le choc d'une discussion approfondie, et que ses plus ardens défenseurs lui ont opposé des objections sans replique. Cependant si on la rapproche de la médecine d'observation; si on la compare avec elle; si l'on ne regarde la doctrine de *Brown* que comme une suite de propositions applicables à la médecine pratique, combien de vérités importantes n'a-t-il pas reproduites au grand jour qui sembloient s'être perdues dans l'oubli ? Quel sujet de méditations n'offre pas au médecin clinique cette belle distinction de la foiblesse, en foiblesse *directe*, appanage de l'enfance, produit d'un trop foible *excitement*, ou de l'accumulation de *l'excitabilité*, et en *foiblesse indirecte* ou exhaustion de *l'excitabilité*, triste et trop ordinaire effet de la débauche et de l'abus des passions vives ? Quelles lumières n'apporte pas dans la médecine clinique cette division des maladies en *universelles*, dans lesquelles tout le systême affecté appelle des moyens curatifs généraux, et en maladies *locales* internes de tel ou tel systême qui n'offrent que des indications spéciales à remplir ? Si les dangers des purgatifs réitérés dans les fièvres intermittentes, si la nécessité d'une médecine excitante dans la plupart des maladies chroniques, sont aujourd'hui des points de doctrine incontestables, c'est peut-être à la théorie de *Brown* que sont dus ces heureux changemens dans la médecine pratique. Il est donc vrai que cette théorie qui, par les généralités trop vagues qu'elle met en principes, par les idées bizarres qu'elle enfante, par le langage obscur et souvent énigmatique qu'elle enfante, sembloit ne pas mériter de place parmi les systêmes de médecine, peut encore être consultée avec plaisir, avec intérêt, avec utilité par les médecins philosophes, et peut offrir de grands avantages à l'art de guérir.

L'application de la chimie moderne à la pathologie et à la thérapeutique, ou plutôt le systême chimique de la science de l'homme dans l'état de santé et de maladie, est ce qui me reste à examiner. Cette théorie nouvelle a pour auteur un médecin estimable dont les travaux ont enrichi la littérature médicale, et éclairé la médecine pratique. En voici quelques principes.

Les diverses actions de la vie présentent dans les corps organiques une succession non-interrompue de changemens de fluides entre eux, de fluides en solides; or ces conversions ne peuvent s'opérer dans les substances qui entrent dans la composition de l'être vivant, sans altération de l'état constitutif des matériaux élémentaires de toutes ces substances. Il en résulte que *l'oxygène, l'hydrogène, le carbone, le phosphore, le soufre, l'azote et la chaux* sont livrés à chaque instant de la santé et des maladies, à des combinaisons nouvelles qui peuvent servir à déterminer la cause matérielle ou la nature des affections pathologiques. Ainsi les maladies inflammatoires de *Stoll*, ou ce qui est la même chose, les maladies *sthéniques* de *Brown* ne sont dans la théorie de *Girtanner*, de *Rollo* et de *Baumes*, qu'une vraie *sur-oxigénation* du systême vivant, une combustion vive, accompagnée de ses phénomènes sensibles, le dégagement du calorique, la production d'une chaleur animale très-intense, et l'énergie augmentée du système vasculaire artériel. L'auteur appuie sa doctrine sur plusieurs expériences positives des citoyens *Bertholet*, *Fourcroi*, *Chaptal*, *Parmentier*, *Deyeux*, *Vauquelin*, aux travaux desquels la chimie actuelle a de si grandes obligations.

Ainsi les maladies scorbutiques qui dans la doctrine de *Stoll* ne présentent que l'altération septique des liqueurs animales, qui, suivant *Brown*, ne sont que le produit d'une *asthénie* au plus haut degré, sont dans le langage de la chimie moderne, une *désoxigénation* plus ou moins complette des sucs albumineux.

Si la portion *d'oxigène* nécessaire à l'entretien de la vie, diminue; si ce principe de l'irritabilité s'affoiblit, soudain de nouvelles combinaisons dans les matériaux élémentaires du corps vivant, mettent *l'hydrogène* et le *carbone* en surabondance. Les élémens de la bile prédominent alors dans le sang, les fièvres bilieuses se déclarent toujours accompagnées de cette espèce de chaleur âcre qui décèle la présence de *l'hydrogène carboné*. Telle est la théorie nouvelle des maladies putrides.

Dans quelques autres états pathologiques, c'est la *phosphorisation* qui joue un rôle puissant. On reconnoît cet agent dans la génération de certaines maladies osseuses, ou arthritiques, dont l'éthiologie avoit été inconnue jusqu'à ce moment.

La thérapeutique s'est aussi soumise à cette théorie chimique; il ne faut plus reconnoître dans les substances médicamenteuses que les sur-oxigénans, les désoxigénans, les hydrogénans, les azotisans, les phosphorisans, etc. etc.

Quelque ingénieuse que soit cette théorie, elle

a ce premier défaut qu'aucune expérience comparative directe faite sur l'être vivant dans l'état de santé et de maladie ne lui sert de fondement ; de plus elle reproduit dans une latitude indéterminée le systême de la pathologie humorale dont les médecins philosophes avoient sagement circonscrit le domaine; l'explication des phénomènes ne roule sur aucun fait incontestablement établi; mais ce qui empêchera probablement qu'elle soit admise par les médecins, c'est qu'elle ôte à l'économie animale, le plus grand, le plus distinctif de ses caractères, la *vitalité*, ce principe conservateur et réparateur des êtres; cette force singulière qui les soutient contre la puissance physique, laquelle tend toujours à leur décomposition, qui agit indépendamment des lois méchaniques, physiques ou chimiques, et qui ne laisse plus de traces de sa présence, dans les corps que le mouvement de la vie abandonne.

Il est donc vrai qu'une éthiologie, qu'une nosologie chimique ne rendra que difficilement raison de l'état de l'économie animale vivante dans les diverses affections qui peuvent altérer l'intégrité de ses fonctions; cependant si l'on rapproche cette théorie de la médecine d'observation; si l'on se contente de la regarder comme un enchaînement d'expériences, d'analogies, d'analyses, dont l'art de guérir peut faire son profit, combien d'ingénieux essais, de découvertes brillantes, de ressources heureuses, de vues vraiment utiles, de préparations médicamenteuses salutaires, de méthodes curatives avantageuses n'ont pas produites depuis quelques années les travaux, le génie et la constance de tant de chimistes célèbres, dont la France, l'Angleterre, l'Allemagne et l'Italie s'honorent, de nos compatriotes sur-tout, dont je ne pourrois proclamer les noms dans cette enceinte, sans blesser la modestie de plusieurs d'entre eux, et sans exciter les plus vifs regrets de la perte des autres.

Les détails analytiques dans lesquels je viens d'entrer sur les théories médicales actuelles prouvent assez,

Que toute théorie médicale qui se fonde sur une hypothèse doit être bannie du nombre des découvertes utiles à la médecine.

Que le plus grand malheur qui puisse arriver à un malade, c'est de tomber dans les mains d'un médecin exclusivement attaché à un système, quelqu'ingénieux qu'il puisse être, quelque conformité qui paroisse exister entre les faits et l'explication qu'il en donne.

Qu'il n'est point de théorie médicale qui ne puisse fournir au médecin philosophe quelque sujet d'observations utiles.

Que le caractère du vrai médecin est de ne s'attacher exclusivement à aucune théorie, de les reconnoître toutes, d'en retirer les avantages qu'elles peuvent offrir en les rapprochant de la médecine d'observation; que c'est là ce que l'on peut appeller l'*Eclectisme médical*.

Ce grand art d'extraire de tous les systêmes modernes une doctrine médicale qui ne contînt que ce que chacun d'eux pourroit offrir d'utile, demanderoit aujourd'hui la réunion des plus grands talens. Physicien consommé, chimiste infatigable, observateur philosophe, anatomiste exact, médecin couvert d'une longue expérience, littérateur érudit, écrivain éloquent, penseur profond, voilà ce qu'il faudroit être tout à-la-fois, voilà ce que fut *Boërhaave* lorsqu'il jetta les fondemens de ses instituts de médecine et de ses aphorismes immortels, chef-d'œuvre où le talent s'unit à la méthode, et l'art d'écrire, aux conceptions du génie le plus vaste. Si les découvertes des tems qui l'ont suivi ont ramené tous les esprits vers la doctrine d'Hippocrate, vers la médecine d'observation, *Boërhaave* n'en a pas moins conservé tous ses droits à la vénération et à l'estime de ceux là même qui ont substitué à sa théorie, une doctrine philosophique, plus digne du siècle actuel.

Il est donc du devoir de tout citoyen de rapprocher par ses essais et par ses vœux l'époque où la médecine simplifiée sera réduite à une méthode rationnelle élémentaire, concise, propre à diriger l'instruction et à éclairer la pratique. Il est du devoir des Sociétés médicales, jalouses de concourir à ce grand œuvre, d'encourager tous les travaux, quelqu'imparfaits qu'ils soient, parce qu'ils peuvent ranimer l'émulation, exciter le zèle, allumer le flambeau du génie, et devenir ainsi l'occasion heureuse d'un ouvrage complet. Tels sont les motifs qui m'ont engagé à tracer cette foible esquisse dont je fais hommage à la Société de Médecine.

Eh quel moment plus propre à appeller de toute part les méditations, les talens et l'expérience des hommes de l'art, que cette époque où le sénat français régénère l'instruction publique dans son ensemble ? Quelle nécessité plus pressante, que celle de fixer enfin par des réglemens sages, et dont l'exécution soit activement maintenue, la police et l'instruction médicale ? Quel devoir plus instant et plus sacré que celui d'obéir à la constitution qui prononce que la loi surveille particuliérement les professions qui intéressent la santé des citoyens ? Peut-on sans indignation et sans douleur, arrêter sa pensée sur ce débordement honteux d'empyriques aveugles et de charlatans téméraires qui infestent la république? Avec quelle audace ils bravent les lois ! avec quelle impudeur ils se jouent de la vie des hommes! Comme une patente obtenue sans examen, sans preuve de capacité, leur sert de brevet d'impunité dans leurs assassinats journaliers! Ce n'est pas seulement dans l'asyle du pauvre qu'ils répandent leurs poisons funestes; il n'est pas de société, de classe de citoyens qui s'en puisse garantir; vous les trouvez partout, sur les places publiques, dans les maisons particulières, dans les sociétés littéraires ou savantes, dans les lieux même où leur présence accuse les autorités qui les tolèrent; par-tout ils insultent au talent modeste, au mérite solitaire, au philosophe qui meurt ignoré, après avoir vécu constamment utile à ses concitoyens. Depuis long-tems l'Ecole de Médecine de Paris lutte avec effort contre l'impétuosité de ce torrent dévastateur. Créée par le génie au sein des tempêtes politiques, seule, elle a soutenu l'édifice immense de la science médicale, tout prêt à s'écrouler sous les coups du vandalisme. En substituant aux systêmes hypothétiques des écoles, la marche sûre de l'expérience, de l'analyse et de l'observation, elle a fait dans l'enseignement de l'art de guérir une révolution complette, desirée par tous les bons esprits. Les travaux de la Société libre de Médecine, fondée par l'élan spontané de la philosophie et de l'humanité, ont secondé son courage et son zèle ; mais que peuvent des institutions isolées contre les myriades de charlatans journellement intéressés à tromper la crédulité publique ? Que peuvent les compagnies savantes sans le secours d'une législation éclairée, dont la voix puissante foudroie ces abus renaissans d'un ancien régime, si justement abhorré ? Que peuvent les amis, les consolateurs de l'humanité souffrante sans l'appui signalé d'un gouvernement vigoureux, qui chasse enfin pour jamais du temple dédié à la santé, les profanes qui osent en souiller le parvis ?

Hommes sensibles, hommes pensans, hommes justes, vous à qui seuls ma voix peut s'adresser et s'adresse, vous qui pouvez diriger ou rectifier l'opinion publique, secondez nos efforts, faites bien sentir à vos concitoyens qu'ils sont tous intéressés à la réforme que nos vœux appellent, qu'ils en cueilleront les fruits, ou qu'ils porteront la peine de leur coupable insouciance. L'indulgence pour le charlatanisme et l'ignorance en médecine, est peut-être le plus grand délit dont le corps social puisse se rendre coupable envers ses membres. Dans cet état de choses, chaque jour ajoute aux désordres de la veille. La corruption arrive à son comble, alors l'instruction publique n'est plus qu'un vain mot, le travail qu'une peine inutile, le talent qu'un mérite vulgaire et superflu ; l'intrigue, la flatterie, l'art méprisable de s'insinuer auprès des gens en place, deviennent le seul mérite, le seul talent, la seule vertu.

www.ingramcontent.com/pod-product-compliance
Lightning Source LLC
LaVergne TN
LVHW052032160826
845678LV00003B/1293

* 9 7 8 2 3 2 9 6 3 8 0 8 9 *